Ln 27/1753G

# TITRES SCIENTIFIQUES

PRODUITS

## Par M. A. RIPOLL, docteur en médecine,

A L'APPUI DE SA CANDIDATURE

# A LA CHAIRE DE MÉDECINE LÉGALE

VACANTE

A L'ÉCOLE PRÉPARATOIRE DE MÉDECINE ET DE PHARMACIE

DE TOULOUSE.

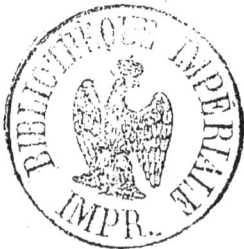

TOULOUSE,

IMPRIMERIE DE A. CHAUVIN,

RUE MIREPOIX, 3.

1855.

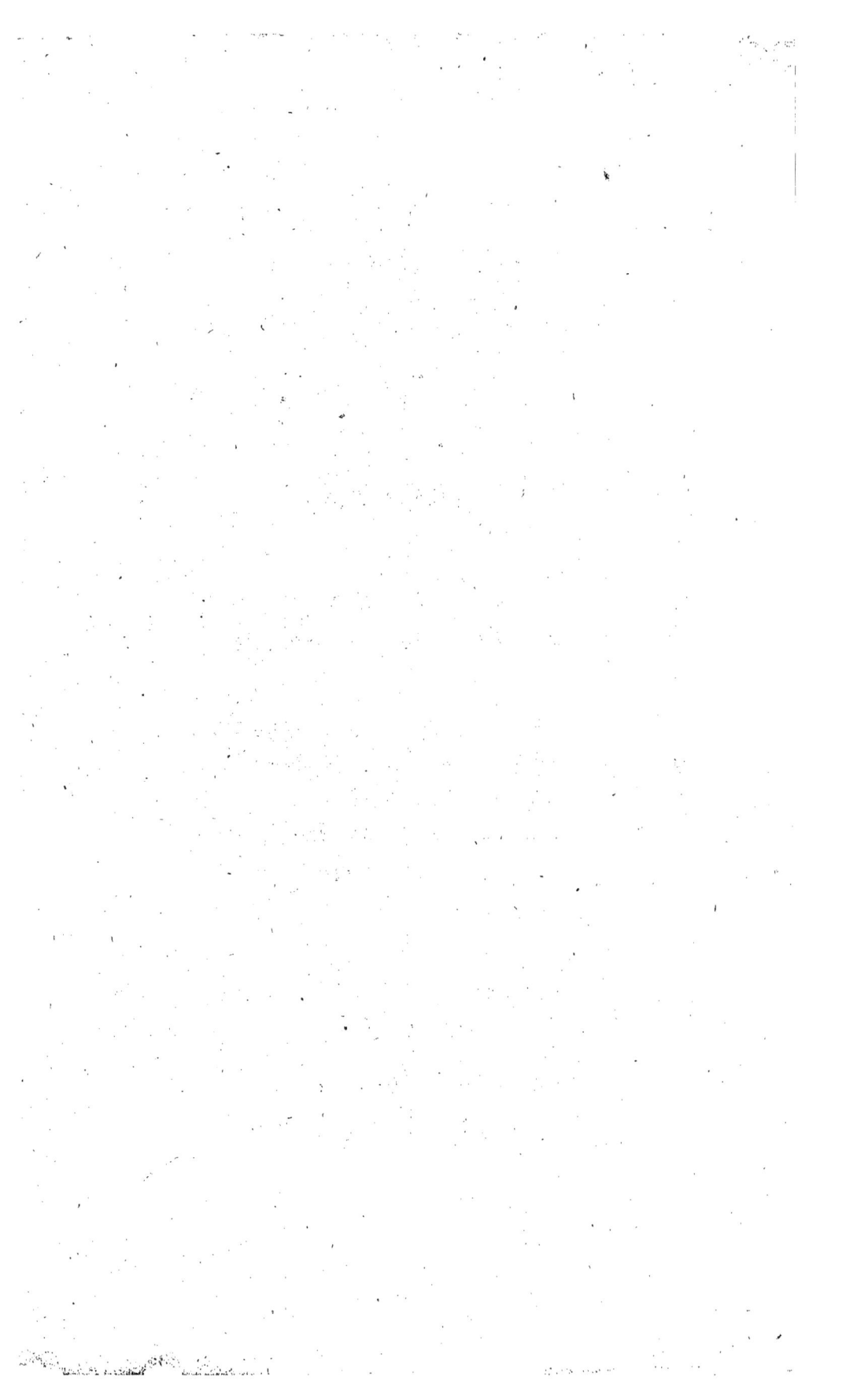

# TITRES SCIENTIFIQUES

DE

## M. LE DOCTEUR ALPHONSE RIPOLL.

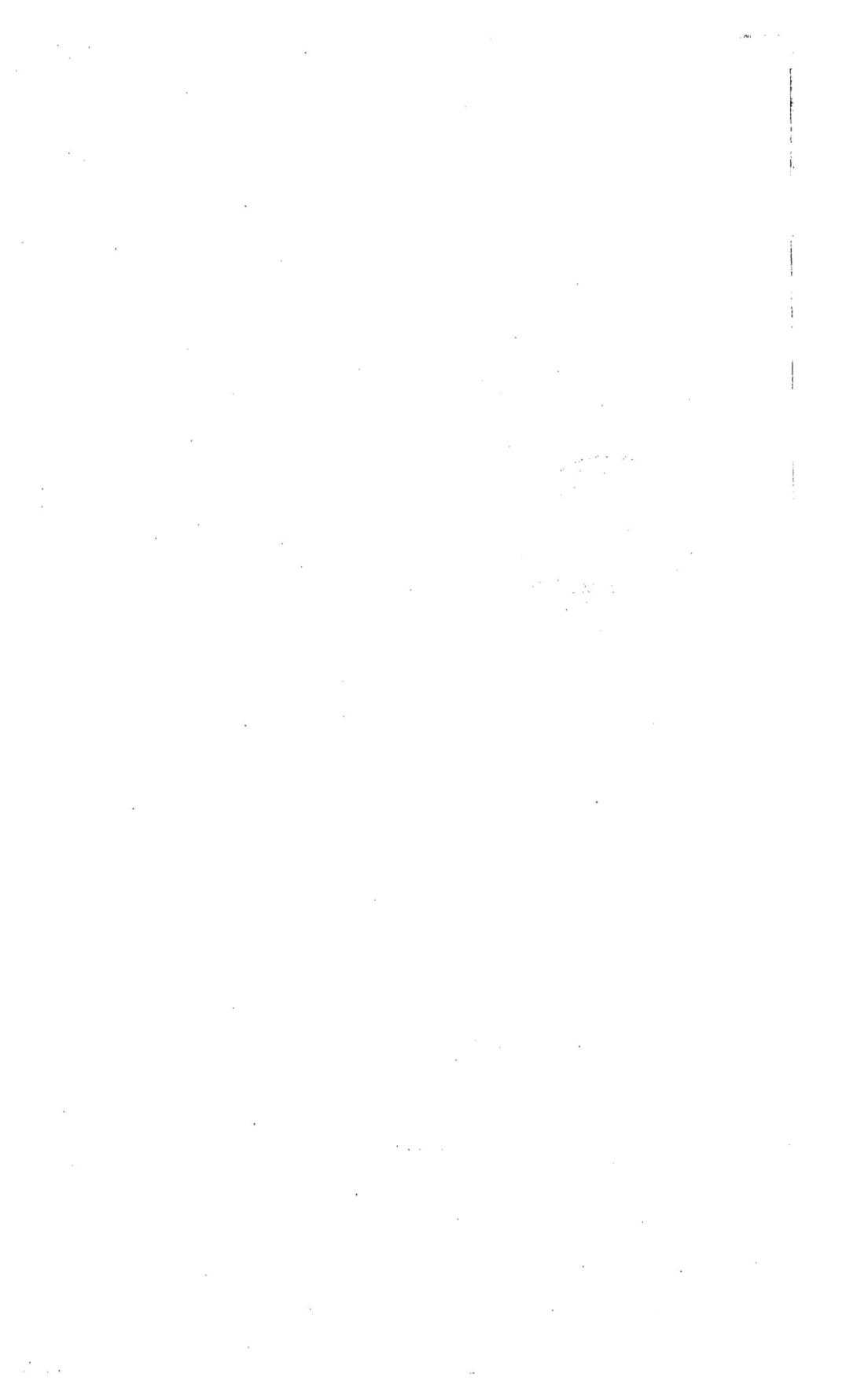

# TITRES SCIENTIFIQUES

## M. LE DOCTEUR ALPHONSE RIPOLL.

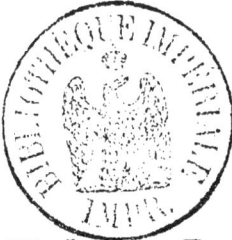

### § 1.

**Etudes. — Pratique. — Concours. — Services publics. — Titres divers.**

1° Après deux années d'études et une année d'externat, nommé *au choix* INTERNE PROVISOIRE DES HÔPITAUX DE TOULOUSE (juillet 1841).

2° Nommé INTERNE TITULAIRE DES HÔPITAUX DE TOULOUSE (concours de 1841, promotion de 1842).

> *Nota.* — J'ai été successivement attaché sous ce titre : 1° au service des aliénés; 2° aux divers services de médecine et de chirurgie des hôpitaux.
>
> Un certificat, délivré par M. Cibiel, vice-président de la Commission administrative des hospices, constate que « *ces fonctions ont été remplies avec zèle, exactitude et intelligence, de manière à mériter les éloges des chefs de service et de l'administration.* »

1856

3° Reçu BACHELIER ÈS-LETTRES (1843).

4° Reçu BACHELIER ÈS-SCIENCES (1845).

5° Nommé AU CONCOURS ÉLÈVE EXTERNE DES HÔPITAUX DE PARIS (concours de 1845, promotion de 1846).

> J'ai été attaché successivement, en cette qualité : 1° au service médical de la Pitié, dirigé par M. Gendrin; 2° au service chirurgical de l'Hôtel-Dieu, dirigé par M. Blandin.

6° Nommé *au choix* INTERNE PROVISOIRE DES HÔPITAUX DE PARIS (1846).

> M. Gendrin, médecin de la Pitié, auquel j'étais attaché comme externe, *exigea* que je fusse désigné comme remplaçant de son interne titulaire qui prenait un congé; tandis que plusieurs internes provisoires, nommés au concours, sollicitaient de l'administration cette faveur.

7° Nommé INTERNE TITULAIRE DES HÔPITAUX DE PARIS (concours de 1847, promotion de 1848).

> J'ai été attaché successivement, en cette qualité :
>
> 1° Au service chirurgical de l'hôpital Saint-Louis, dirigé par M. Malgaigne;
>
> 2° Au service médical de l'hôpital Saint-Louis, dirigé par M. Devergie;
>
> 3° Au service médical de l'hôpital de la Pitié, dirigé par M. Gendrin;
>
> 4° Au service chirurgical de l'Hôtel-Dieu, dirigé par M. Jobert de Lamballe.
>
> *Nota.* — A ce titre se rattachent les faits suivants :
>
> 1° J'ai dirigé, dans leurs conférences, les élèves

externes de mon service qui se préparaient au concours de l'externat.

2° J'ai dirigé ces mêmes élèves dans leurs dissections à l'amphithéâtre des hôpitaux, et leur ai donné des répétitions d'anatomie et de médecine opératoire.

3° Pendant que j'étais attaché à son service, M. Devergie m'a plusieurs fois chargé de *préparer* des rapports sur des expertises médico-légales, dans lesquelles je l'ai assisté, et notamment le rapport sur l'exhumation du commandant Masson, qui est tout entier écrit de ma main.

4° Lors des malheureuses journées de juin 1848, j'ai eu en observation à l'hôpital Saint-Louis plus de 500 blessés, qui présentaient toutes les variétés possibles de plaies par armes à feu.

La manière dont je fis mon service à cette époque, me valut les éloges et les remercîments du directeur de l'hôpital.

5° En 1849, lors de l'épidémie de choléra qui régna à Paris, j'ai observé à l'hôpital de la Pitié plus de 3,000 cholériques. — La manière dont je fis mon service, me valut une MÉDAILLE D'ARGENT.

M. Dumas, ministre de l'agriculture et du commerce, en m'annonçant cette honorable distinction, s'exprime ainsi :


« MONSIEUR,


» J'ai l'honneur de vous informer que, sur la pro-
» position de mon prédécesseur, M. le Président de la
» République vient de vous accorder une médaille d'ar-
» gent destinée à perpétuer le souvenir du dévouement
» dont vous avez fait preuve pendant l'épidémie de
» choléra qui a désolé cette année la capitale.

» Je suis heureux, Monsieur, d'avoir à vous adres-
» ser ce témoignage de la reconnaissance publique.
» Permettez-moi d'y joindre mes félicitations. »

Enfin, le certificat qui constate mes services dans les hôpitaux de Paris, délivré par le secrétaire général de l'administration, se termine par ces mots :

« M. Ripoll a obtenu d'*excellentes* notes de ses chefs de service pendant la durée de ses fonctions. »

8° ELÈVE DE L'ECOLE PRATIQUE DE PARIS (concours de 1848).

9° MEMBRE DE LA SOCIÉTÉ ANATOMIQUE DE PARIS (1849).

10° Reçu DOCTEUR A LA FACULTÉ DE MÉDECINE DE PARIS, le 30 août 1850, avec éloges à plusieurs examens. Je compte plus de dix ans de pratique médicale dans les hôpitaux.

11° Concours pour une place de CHEF DES TRAVAUX ANATOMIQUES A L'ECOLE DE MÉDECINE DE TOULOUSE (1850).

12° COLLABORATEUR DE LA *Gazette médicale de Toulouse*, fondée en 1850.

13° Nommé MÉDECIN DU BUREAU CENTRAL DE BIENFAISANCE (janvier 1851). J'en remplis encore aujourd'hui les fonctions.

14° SECRÉTAIRE DE LA SECTION DE MÉDECINE (congrès scientifique, 1852).

15° Nommé CHIRURGIEN ADJOINT PROVISOIRE DE L'HÔPITAL DE LA GRAVE (1853).

16° Nommé CHIRURGIEN ADJOINT A L'HÔTEL-DIEU, ATTA-CHÉ AU SERVICE DE LA CLINIQUE (1854). J'en remplis encore aujourd'hui les fonctions.

La lettre administrative qui me confère ce nouveau titre se termine par ces mots :

« *Nous saisissons cette occasion pour vous témoi-* » *gner notre entière satisfaction sur la manière et le* » *zèle que vous avez mis à remplir vos fonctions* dans » le service de santé auquel vous êtes attaché à l'hos-» pice de la Grave. »

17° LAURÉAT DE LA SOCIÉTÉ DE MÉDECINE, CHIRURGIE ET PHARMACIE DE TOULOUSE, pour les années 1853, 1854.

18° Nommé MEMBRE CORRESPONDANT DE LADITE SOCIÉTÉ (mai 1854).

19° Nommé MEMBRE TITULAIRE DE LADITE SOCIÉTÉ (mai 1855) *à l'unanimité.*

J'ai reçu à cette occasion de M. Dassier, directeur de l'Ecole de médecine, secrétaire général de la Société, la lettre suivante :

« MONSIEUR ET HONORÉ CONFRÈRE,

» Je suis heureux de vous annoncer que dans sa » séance de ce jour, la Société de médecine vous a » nommé membre résidant.

» *L'unanimité des suffrages que vous avez obtenus* » *doit vous donner la mesure de l'estime que l'on fait* » *de vous, et des espérances que la compagnie fonde* » *sur votre talent et sur votre zèle.*

» Agréez, etc. »

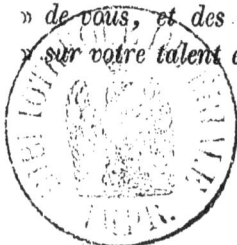

20° CHARGÉ DE PLUSIEURS MISSIONS dans le département pendant la dernière épidémie de choléra (1854).

J'abandonnai ma famille et ma clientèle pour aller fixer ma résidence dans les lieux les plus maltraités par le fléau.

A la fin de l'épidémie j'ai reçu de M. le Préfet de la Haute-Garonne les lettres suivantes :

« Toulouse, le 18 septembre 1854.

» MONSIEUR,

» La décroissance de l'épidémie à laquelle vous avez
» bien voulu donner vos bons soins me permet de
» vous rendre à vos travaux et à votre clientèle, et de
» mettre fin à une mission que vous avez remplie avec
» autant de zèle que de dévouement.

» Veuillez recevoir mes remercîments et être assuré
» que je signalerai à S. Exc. le Ministre de l'intérieur
» l'empressement avec lequel vous avez répondu à mon
» appel.

» Veuillez également agréer l'assurance, etc.

» *Le préfet,*
» MIGNERET. »

« Toulouse, 20 septembre 1854.

» MONSIEUR,

» J'ai l'honneur de vous transmettre copie de la let-
» tre que vient de m'adresser M. le maire de Revel.

» Je suis heureux d'ajouter ces témoignages de gra-
» titude à ceux dont j'ai été déjà l'expression pour votre
» dévouement, etc.

» Veuillez agréer, etc.

» *Le préfet,*
» MIGNERET. »

« Revel, le 19 septembre 1854.

» Monsieur le Préfet,

» M. le docteur Ripoll, que vous aviez eu la bonté de
» diriger à Revel, est parti ce matin : organe de la cité,
» je dois vous dire qu'il a emporté les regrets publics et
» les miens en particulier. Ses talents, sa noble con-
» duite, son urbanité, sont au-dessus de nos éloges.
» Veuillez avoir l'extrême bonté de lui témoigner toute
» notre gratitude.

» Agréez, etc.

» *Le maire de Revel,*
» DIRAT. »

Enfin, dans une lettre des plus flatteuses, S. Exc. le
Ministre de l'agriculture et du commerce me fait part
qu'il m'a décerné, au nom de l'Empereur, une MÉDAILLE
D'OR, en récompense « *du zèle et du dévouement remar-*
» *quable* dont j'ai fait preuve. »

21° Nommé MÉDECIN DES ÉPIDÉMIES POUR L'ARRONDISSE-
MENT DE TOULOUSE (décembre 1854).

En me transmettant ma nomination, M. le Préfet de
la Haute-Garonne termine ainsi sa lettre :

« J'ai été heureux, Monsieur le docteur, d'appeler
» sur vous l'attention de S. Exc., et d'obtenir qu'elle
» voulût bien récompenser par un titre officiel le zèle
» que vous avez déployé pendant l'épidémie qui vient
» de cesser ; j'aime à penser que la Providence nous
» affranchira du retour d'aussi pénibles épreuves, mais
» je sais que, ce cas advenant, la mission que vous êtes
» appelé à remplir ne sera pas au-dessus d'un dévoue-
» ment dont j'ai pu apprécier les effets.

» Agréez, etc.

» *Le préfet,*
» MIGNERET. »

A ce titre, se rattachent plusieurs missions hygié-
niques sur divers points de l'arrondissement.

En m'accusant réception de mon dernier rapport,
M. le Préfet termine sa lettre par ces mots :

« Je vous remercie du zèle que vous avez déployé
» dans cette circonstance, et qui justifie de plus en
» plus le choix fait en votre personne par l'administra-
» tion.

» Agréez, etc,

» *Le préfet*,

» WEST. »

22° Nommé MEMBRE DU CONSEIL CENTRAL D'HYGIÈNE ET
DE SALUBRITÉ PUBLIQUES avec voix consultative
(avril 1855).

23° A ce titre se rattache la publication d'un MANUEL
PRATIQUE DU CHOLÉRA, ouvrage destiné à populariser le traitement prophylactique et curatif
de cette maladie (1855).

Un exemplaire ayant été envoyé à M. le Premier
Président, à M. le Préfet, j'en ai reçu les lettres suivantes :

« Toulouse, le 11 décembre 1855.

» MONSIEUR LE DOCTEUR,

.  .  .  .  .  .  .  .  .  .  .  .  .  .  .  .  .  .

»......... Je sais ce que vous avez fait dans des jours
» calamiteux pour le soulagement de tant de malheu-
» reux ; je vous félicite aujourd'hui du nouveau ser-
» vice que vous rendez à nos contrées, en publiant un

» excellent livre que tout le monde sera heureux de
» consulter.

» Agréez, etc.

» *Le Premier Président,*

» C. PIOU. »

« Toulouse , le 25 octobre 1855.

» Monsieur le docteur ,

» J'ai reçu l'exemplaire de votre *Manuel pratique*
» *du Choléra* que vous avez bien voulu m'offrir.

» Je vous remercie de cet hommage et j'apprécie
» l'intention qui l'a dicté ; l'administration ne peut que
» se féliciter de voir les médecins auxquels elle confie
» le service des épidémies comprendre, comme vous
» le faites , l'importance de leurs fonctions.

» Agréez, etc.

» *Le préfet ,*

» WEST. »

## § 2.

### Publications diverses.

(Travaux originaux , rapports , articles bibliographiques , etc.)

1° Observation de cancer du tibia pris pour une tumeur érectile, ligature de la fémorale, mort, autopsie (*Gazette des Hôpitaux*, 1845).

2° Observation de luxation du fémur et d'écrasement de la poitrine (*Revue médico-chirurgicale* , 1848).

3° Leçons cliniques sur le choléra , professées par M. Gendrin a l'hôpital de la Pitié (*Gazette des Hôpitaux*, 1849).

4° Etude sur les cicatrices anciennes après amputation des membres (Mémoire lu à la Société anatomique, 1849).

5° Observation de cancer du foie avec coincidence de calculs biliaires, suivie de réflexions (Mémoire lu à la Société anatomique, 1849).

6° Observation de rhumatisme articulaire aigu terminé par méningite. L'autopsie fait voir du pus dans les articulations (*Gazette des Hôpitaux*, 1850).

7° Essai sur l'arthrite vertébrale (*Thèse inaugurale*. Paris, 1850).

8° Contusion du tube intestinal, accidents d'étranglement, création d'un anus artificiel, mort, autopsie (*Gazette médicale de Toulouse*, 1851).

9° Observation de kyste hydatique du foie ; ouverture du kyste avec la potasse caustique, guérison (*Journal de Médecine de Toulouse*, 1851).

10° Etude sur les causes des amputations intra-utérines (*Gazette médicale de Toulouse*, 1853). Travail présenté à la Société de médecine de Toulouse.

11° Mémoire sur cette question : Du diagnostic et du traitement des ulcérations du col de l'utérus (couronné par la Société de médecine de Toulouse, 1854).

12° Observation d'œdème de la glotte chez un enfant épileptique, trachéotomie, succès ; — récidive ; mort (*Gazette médicale de Toulouse*, 1854). Ce travail a été reproduit dans plusieurs recueils périodiques français et étrangers.

13° Rapport scientifique sur l'épidémie de choléra et de suette qui a régné a Revel (*Gazette médicale de Toulouse*, 1854).

14° Analyse de l'ouvrage de M. Ivaren, intitulé : Des métamorphoses de la syphilis (*Gazette médicale de Toulouse*, 1854). M. Ivaren m'écrivit à ce sujet :

« Avignon, le 22 août 1855.

» Monsieur et très-honoré confrère,

. . . . . . . . . . . . . . . .

» J'ai été très-touché, Monsieur et très-honoré con-
» frère, des éloges qu'une diversité d'opinions, peut-
» être au fond plus apparente que réelle, ne vous a pas
» empêché d'accorder à mes laborieux efforts. J'hésite
» encore, malgré votre suffrage, à croire que la pu-
» blication de mes *Recherches* ait été *une bonne action*,
» ce qui vaudrait mieux que d'être un bon livre. Mais
» ce qui lui donne une valeur incontestable et d'un
» grand prix à mes yeux, c'est de m'avoir fourni l'oc-

» casion d'apprécier, par votre critique, à quel haut
» degré la bonté de cœur s'allie à l'élévation d'esprit
» chez un confrère auquel je suis heureux d'offrir
» l'hommage de l'estime la mieux sentie et du plus af-
» fectueux dévouement. »

» Prosper IVAREN, *docteur-médecin.* »

15° ÉTUDE SUR LES CAUSES DE LA MORT DANS LES MALA-
DIES (Mémoire lu à la Société de médecine de
Toulouse, 1855).

On lit à cette occasion, dans le rapport annuel de
la Société de médecine, rédigé par M. Dassier, secrétaire général, directeur de l'Ecole de médecine.

« Tel est le résumé du système développé par M. Ri-
» poll. Son travail, écrit avec méthode, basé toujours
» sur les vérités physiologiques et pathologiques, pour-
» rait être à bon droit considéré comme le programme
» d'un ouvrage qui manque à la science, et qui com-
» plèterait les belles recherches de Bichat sur la
» mort. »

16° RAPPORT SUR UN MÉMOIRE DE M. LACAZE DE MON-
TAUBAN, INTITULÉ : OBSERVATION DE TORTICOLIS
MUSCULAIRE, RECHERCHES SUR LE TRAITEMENT DE
CETTE MALADIE (lu à la Société de médecine,
1855).

17° MANUEL PRATIQUE DU CHOLÉRA. Ouvrage destiné à
populariser le traitement prophylactique et
curatif de cette maladie (1855).

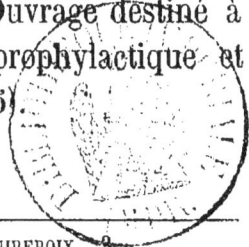

TOULOUSE, IMP. DE A. CHAUVIN, RUE MIREPOIX, 3.

www.ingramcontent.com/pod-product-compliance
Lightning Source LLC
Chambersburg PA
CBHW050415210326
41520CB00020B/6614